TRAITEMENT DU DIABÈTE

PAR L'ANTIPYRINE

MODE D'EMPLOI. — RESULTATS
CONTRE-INDICATIONS

PAR

ALBERT ROBIN

Membre de l'Académie de médecine.

PARIS

OCTAVE DOIN, ÉDITEUR

8, PLACE DE L'ODÉON, 8

—

1889

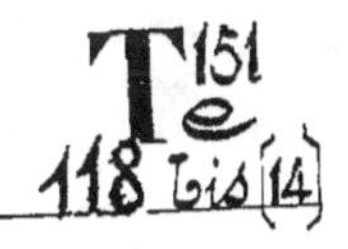

TRAITEMENT DU DIABÈTE

PAR L'ANTIPYRINE

MODE D'EMPLOI. — RESULTATS
CONTRE-INDICATIONS

PAR

ALBERT ROBIN

Membre de l'Académie de médecine.

PARIS

OCTAVE DOIN, ÉDITEUR

8, PLACE DE L'ODÉON, 8

—

1889

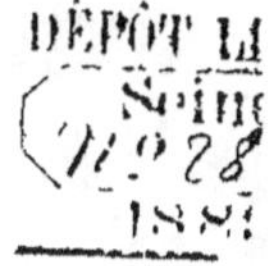
DÉPÔT LÉ
Seine
28 ...
1889

TRAITEMENT DU DIABÈTE

PAR L'ANTIPYRINE

I

Depuis le mois d'octobre 1887, je traite par l'antipyrine les diabétiques de mon service à la Maison de retraite des Ménages. Dans une autre communication je dirai comment j'ai été conduit à cette pratique et quelle lumière les effets de l'antipyrine jettent sur la physiologie pathologique et même sur la pathogénie du diabète, en confirmant de la façon la plus éclatante toutes les idées de Claude Bernard. Aujourd'hui, je veux simplement rapporter quelques-unes de mes observations dans leur partie exclusivement clinique, et insister sur la manière dont on doit se servir de l'antipyrine et sur quelques contre-indications à son emploi.

Car l'antipyrine n'est pas un médicament que l'on puisse administrer d'une manière indifférente : son action paraît, dès l'abord, presque prodigieuse, et l'on serait tenté, après quelques essais, d'en faire comme le médicament spécifique du diabète. Il n'en est rien et son rôle est plus modeste, tout en n'étant pas sans inconvénient dans quelques cas qu'il s'agit de bien préciser, pour que les insuccès qui ne manqueront pas de se produire ne viennent pas compromettre l'avenir d'une médication qui influence si profondément deux des symptômes les plus importants du diabéte : la polyurie et la glycosurie.

II

Parmi les observations que j'ai recueillies, j'en citerai quatre qui correspondent aux points essentiels que je veux mettre en relief.

Obs. I. — Une femme de 69 ans, très vigoureuse, ancienne rhumatisante, est diabétique depuis onze ans. La première analyse d'urine faite en 1882, révéla 42 grammes de sucre par litre. En 1885, elle rendait de 2 à 3 litres d'urine, avec une contenance moyenne de 40 à 45 grammes par litre. En 1886, elle fut soumise au traitement par l'opium et la belladone qui donna les résultats suivants :

	Quantité.	Densité.	Sucre.	Albumine.
Avant le traitement.	2.510	1032.5	121.338	traces.
Pendant —	1.760	1027.5	51.868	—
Après —	1.700	1032	80.535	—
Reprise du —	1.250	1024	22.587	—

Le 30 octobre 1887, elle rentre à l'infirmerie, parce qu'il lui est difficile d'observer chez elle le régime qui lui a été prescrit. Pendant les trois premiers jours de son séjour, elle est nourrie avec les mêmes aliments que les autres malades, mange du pain et des farineux, et prend du sucre dans son café. Voici quelles furent les variations du sucre urinaire :

	Quantité.	Densité.	Sucre.	Albumine.
31 oct. 1887...	1150	1035	51.95	0
1er nov. — ...	1230	1034	57.96	traces.
2 — — ...	1640	1027	62.88	0
Moyennes...	1340	1032	57.59	

A partir du 2 novembre, la malade prit, pendant onze jours, sans modifier son régime, 4 grammes d'antipyrine, par paquets d'un gramme toutes les quatre heures.

	Quantité.	Densité.	Sucre.	Albumine.
3 nov. 1887.	1420	1025 5	»	0
4 — — .	1490	1026	43.66	0
5 — — .	1720	1020.5	38.21	traces
6 — — .	1120	1025 5	23.03	0
7 — — .	1375	1021.5	21.15	0
8 — — .	1620	1020 5	22.94	0
9 — — .	1110	1025	10.84	traces
10 — — .	1550	1016.5	4.54	id.
11 — — .	1510	1019	6.63	traces sensibles.
12 — — .	1570	1018	4.98	id.
13 — — .	1420	1019	4.85	0 40
Moyennes..	1425	1021.5	16.44	

Durant les dix premiers jours, l'antipyrine fut parfaitement tolérée ; elle ne produisit qu'une légère diminution de l'appétit et un peu de constipation ; mais à partir du onzième jour, la malade, dont le caractère est difficile et inquiet, prétendit ressentir un malaise général et un complet dégoût des aliments ; elle déclara aussi éprouver dans toute la figure comme un sentiment de tension analogue à celui qu'on ressent quand la face est enflée.

L'antipyrine fut supprimée : la malade déclara, dès le lendemain, qu'elle se trouvait très bien. L'urine présenta les caractères suivants :

	Quantité.	Densité.	Sucre.	Albumine.
14 nov. 1887.	1540	1017.5	7.14	0.450
15 — — .	1400	1022	17.09	0.560
16 — — .	1460	1021	18.52	0.730
17 — — .	1620	1024	28.08	0.648
18 — — .	1640	1022	20.02	0.820
21 — — .	1350	1023	13.18	0.520
23 — — .	1470	1030	44.87	0.410
24 — — .	1200	1023.5	10.25	0.315
Moyennes..	1470	1022.8	19.89	0.556

La malade sortit de l'infirmerie quelques jours après, sans que le sucre eût augmenté sensiblement. Elle se sentait aussi bien que possible.

En janvier, avril, juillet et septembre 1888, j'eus l'occasion d'examiner de nouveau ses urines. Elles contenaient beaucoup de sucre, mais l'albumine avait disparu dès l'examen de janvier. L'analyse de septembre donna les résultats suivants :

	Quantité.	Densité.	Sucre.	Albumine.
28 sept. 1888..	1770	1035.5	108.06	0

Obs. II. — Homme de 50 ans. Diabétique depuis 10 ans. A suivi sans succès tous les traitements. Soumis habituellement à un régime assez peu sévère. En juillet 1887, le sucre s'élevait à 291,96. Le régime et l'usage de l'arsenic le firent progressivement tomber à 91,57 en décembre 1888. Ce malade est en même temps albuminurique ; le 17 décembre 1888, il rendait 5 gr. 200 d'albumine dans les 24 heures.

Pendant cinq jours, il prit matin et soir un gramme d'antipyrine mêlé à un demi-gramme de bicarbonate de soude. En même temps il relâcha encore la sévérité de son régime, mangea du pain, des pommes de terre bouillies à l'eau, et but chaque jour un peu de vin sucré. L'urine fut analysée le sixième jour. Elle contenait 39,22 de sucre et 5,010 d'albumine. Le tableau ci-dessous résume sommairement les deux analyses :

	Quantité.	Densité.	Sucre.	Albumine.	Acide urique.
Avant l'antipyrine.	2500	1027	91.57	5.200	0.700
Après l'antipyrine.	2200	1022.5	39.22	5.016	1.012

Dans cette observation, l'antipyrine prise à petite dose et associée au bicarbonate de soude a sensiblement diminué le sucre sans augmenter l'albumine. L'acide urique s'est considérablement accru, suivant aussi la règle que j'ai formulée jadis (1).

Obs. III. — Une femme de 65 ans, ancienne rhumatisante, très nerveuse, est diabétique depuis dix années au moins. Elle a été soignée par M. A. Guérin pour un grand anthrax de la hanche, puis par M. Hérard qui la soumit à un régime sévère et à la médication arsenicale : au bout de deux mois de traitement le sucre disparut. Mais un mois après sa sortie, comme elle avait cessé tout traitement, le sucre reparut. La malade fit alors plusieurs séjours dans les hôpitaux, et elle fut traitée, en particulier, par M. G. Sée en 1885.

Elle obtint, au commencement de 1887, son admission à l'hospice des Ménages et s'en vint à l'infirmerie lo 7 juin 1887, se plaignant de polydipsie, de faiblesse extrême, et disant qu'elle avait énormément maigri.

---

(1) Albert Robin. L'antipyrine, son action sur la nutrition, ses indications générales. *Bulletin de l'Académie de médecine*, 6 déc. 1887.

Soumise à divers traitements du 7 juin au 28 juillet, elle n'en parut ressentir qu'une faible amélioration. Les quantités d'urine et de sucre présentèrent les variations suivantes :

	Quantité.	Densité.	Sucre.	Albumine.
13 juin 1887.	1520 .	1026.5	76.83	0
15 — — .	2120	1025.5	96.29	0
27 — — .	1880	1025.5	48.20	0
10 juillet — .	1300	1029	41.16	0
19 — — .	2430	1028	93.16	0
28 — — .	1770	1027	73.47	0
Moyennes ...	1835	1026.6	71.52	0

Depuis le 28 juillet jusqu'au 10 octobre, la malade n'est soumise à aucun traitement régulier et se borne à suivre un régime auquel elle fait cependant de fréquentes infractions. A partir du 10, on lui ordonne de cesser son régime et de manger tout ce qui lui fait plaisir. L'analyse de l'urine donne les résultats suivants :

	Quantité.	Densité.	Sucre.	Albumin
11 oct. 1887.	1950	1021.5	43.808	0
12 — — .	2720	1019	34.881	0
13 — — .	2510	1018	50.689	0
14 — — .	1730	1025.5	33.712	0
Moyennes.	2230	1021	40.02	0

A partir du 15 octobre, sans modifier son régime, c'est-à-dire en continuant à lui permettre de manger du pain, des farineux, du sucre, on lui donne de l'antipyrine à la dose de 4 grammes par jour, en 4 doses, à trois heures d'intervalle.

	Quantité.	Densité.	Sucre.	Albumine.
15 oct. 1887.	1910	1018.5	30.312	0
16 — — .	2600	1016	30.198	0
17 — — .	1670	1015.5	12.234	0
18 — — .	1100	1020.5	1.343	0
19 — — .	1870	1016.5	5.283	0
20 — — .	1960	1020	14.837	0
21 — — .	1680	1016	»	0
22 — — .	2670	1016	15.994	0
23 — — .	1580	1017.5	12.346	0
24 — — .	2670	1014.5	14.990	0
25 — — .	2170	1015.5	3.179	traces
26 — — .	1640	1017	5.605	sensible (non dosable)
27 — — .	1380	1018.5	8.821	id.
Moyennes.	1910	1017	12.930	

Pendant cette période, la malade n'éprouva aucun malaise, sauf pendant les trois derniers jours, où elle constata que son appétit diminuait sensiblement. C'est cette diminution de l'appétit coïncidant avec l'apparition de l'albumine, qui me décida à supprimer l'antipyrine ; sous l'influence de celle-ci,. la quantité d'urine, la densité et le sucre avaient sensiblement diminué.

Pendant les cinq jours suivants, on cesse toute médication, la malade étant au régime mixte.

	Quantité.	Densité.	Sucre.	Al umine.
28 oct. 1887.	1150	1015.5	0	traces
29 — — .	1150	1020	5.616	id.
30 — — .	2310	1025	65.587	id.
31 — — .	2300	1023	64.590	id.
1er nov. — .	1340	1029.5	54.973	0
Moyennes .	1650	1022.6	38.153	

Le lendemain du jour où l'antipyrine fut suspendue, le sucre disparut entièrement pour reparaître bientôt et s'élever à des chiffres qui atteignirent et dépassèrent même parfois ceux du début. La densité subit aussi une notable augmentation, tandis que la quantité, suivant en cela la règle que j'ai posée, s'abaissait encore d'une manière très sensible. L'albumine disparaissait quatre jours après la cessation de l'antipyrine.

Devant cette subite réapparition du sucre, la malade fut soumise au régime carné absolu.

	Quantité.	Densité.	Sucre.	Albumine.
2 nov. 1887.	1850	1023	34.977	0
3 — — .	1530	1018.5	23.735	C
4 — — .	1600	1020	32.498	0
5 — — .	1500	1026	18.502	traces
6 — — .	1200	1020	20.455	—
7 — — .	1930	1024	22.940	—
Moyennes .	1600	1021.9	25.510	

Avec le régime, la quantité du sucre s'abaisse très notablement mais devient bientôt stationnaire. Six mois après, la malade suivant toujours son régime, rendait 18 à 22 grammes de sucre dans les 24 heures.

Obs. IV. — Une femme de soixante-et-onze ans s'aperçoit, il y a cinq ou six ans, à la suite de chagrins violents, qu'elle urine plus fréquemment qu'à l'ordinaire. En même temps, elle ne peut satisfaire sa soif et parvient à peine à se rassasier. Deux à trois mois après le début de cette polyurie, on constate la présence dans les urines d'une grande quantité de sucre. Elle ne suit aucun traitement, ni aucun régime ; sauf sa polyurie et sa polydipsie, la santé était parfaite.

Au mois de juillet 1888, elle remarque qu'elle maigrit, malgré l'énorme masse d'aliments qu'elle ingère ; puis elle s'enrhume et tousse assez pour que tout sommeil continu soit devenu impossible. Elle refuse de suivre un régime, et se contente d'avaler quelques tisanes insignifiantes.

En octobre 1888, elle ne pesait que 44 kil, 500. Sa faim était si violente qu'elle ne parvenait plus à se nourrir, et c'est pour avoir une nourriture plus abondante qu'elle se décide à entrer à l'infirmerie des Ménages, le 11 octobre 1888.

Pendant les premiers jours de son séjour, elle ne subit aucun traitement. Voici les chiffres de la quantité d'urine et de sucre qu'elle émet :

Quantité.	Densité.	Sucre.	
3530	1039,5	323,26	Absence de toute trace
4840	1039	422,40	d'albumine.
3660	1039,5	321,76	
Moyennes. 4010	1039,3	355,80	

Du 18 octobre au 14 novembre, elle fut soumise à divers traitements sans le moindre succès ainsi qu'en font foi les chiffres ci-dessous :

	Quantité.	Densité.	Sucre.
23 octobre.....	3250	1039,5	253,96
28 —	3830	1041	322,67
5 novembre...	4230	1038,5	359,47
11 —	4110	1042	371,35
14 —	4970	1037,5	418,72
Moyennes.........	4080	1039,7	345,23

Ainsi, pendant cette période, la moyenne du sucre ne s'abaissa pas, et si l'on considère les dosages journaliers, on remarque, au contraire, une tendance continue à l'augmentation, aussi bien du côté du sucre que du côté de la quantité d'urine.

Alors, tout traitement fut supprimé jusqu'au 24 novembre.

	Quantité.	Densité.	Sucre.
18 novembre...	4680	1038,5	400
19 —	5960	1036,5	»
20 —	4180	1039	»
21 —	6230	1039,5	480,29
22 —	5800	1039	»
23 —	5150	1039,5	»
24 —	4650	1038	»
Moyennes............	5235	1038,5	440,15

Le 24 novembre, on administra à la malade 3 grammes d'antipyrine, à la dose de 1 gramme à trois heures d'intervalle. Cette dose fut continuée jusqu'au 2 décembre inclusivement.

	Quantité.	Densité.	Sucre.
25 novembre...	5000	1039	»
26 —	4400	1041,5	»
27 —	4880	1039,5	434,97
28 —	4220	1040,5	»
29 —	4210	1041,5	364,97
30 —	3800	1043	»
1 décembre...	4770	1037	»
2 —	3860	1043,5	358,20
3 —	4220	1042.5	»
Moyennes	4375	1040,9	386,05

La quantité d'urine subit une petite diminution; le sucre tendait à s'abaisser, mais dans de faibles proportions et avec une assez grande lenteur. La soif était moins vive, l'appétit moins insatiable; le poids était tombé à 38 kil. 500. — La dose d'antipyrine fut portée à 5 grammes.

	Quantité.	Densité.	Sucre.
4 décembre...	3800	4042,5	»
5 —	4830	1041,5	»
6 —	3500	1043,5	341,88
7 —	3600	1044	»
8 —	3220	1042	»
9 —	3360	1042	320
10 —	3100	1044,5	302,80
11 —	3050	1044	»
12 —	3150	1044,5	»
13 —	2680	1044,5	248,01
Moyennes............	3419	1043,3	303,17

Avec 5 grammes d'antipyrine, la quantité d'urine et de sucre diminuent notablement, mais la densité tend à s'élever, l'appétit devient plus mauvais. Je suis frappé de l'extrême acidité des urines et j'ajoute aux 5 grammes d'antipyrine 2 gr. 50 de bicarbonate de soude.

	Quantité.	Densité.	Sucre.
14 décembre...	2530	1045,5	»
15 —	3530	1042,5	»
16 —	2870	1043	241,80
18 —	1850	1042,5	126,70
19 —	1620	1037	113,81
Moyennes..........	2480	1042,1	160,93

La quantité d'urine, la densité, le sucre, diminuent beaucoup ; mais l'appétit est presque nul ; le poids est tombé à 36 kil. 500 ; en outre, depuis le 13 décembre, la malade rend un peu d'albumine. Les dosages pratiqués les 14 et 19 décembre ont donné 0 gr. 70 et 0 gr. 91.

Si l'antipyrine a diminué la glycosurie, elle ne paraît pas avoir eu une heureuse influence sur l'état général de la malade, et l'on peut mettre sur le compte du médicament l'amaigrissement, la perte de l'appétit et l'apparition de l'albumine. J'ajouterai que la malade a pâli, que ses forces ont diminué et qu'elle est fréquemment oppressée. Certes, avec des déperditions de sucre aussi grandes, on peut expliquer la plupart de ces nouveaux symptômes, et il est difficile de faire la part exacte de ce qui revient à l'antipyrine ; mais on peut assurer, tout au moins, qu'elle n'a ni modifié, ni retardé l'état de cachexie auquel la malade s'achemine sûrement.

III

On peut résumer de la façon suivante chacune de ces observations :

Dans la première, l'antipyrine ne modifie en rien la quantité d'urine ; si elle agit, c'est pour l'augmenter légèrement ; mais elle abaisse singulièrement la densité, et elle diminue le sucre d'une manière progressive jusqu'au huitième jour. A partir de ce moment le sucre ne diminue pas ; il oscille autour du minimum atteint le huitième jour.

L'albumine qui s'est fréquemment montrée à l'état de traces sensibles, mais non dosables, reparaît d'une manière certaine à partir du septième jour ; le onzième jour on peut la doser et on trouve 0 gr. 40.

Quand on cesse l'antipyrine, la quantité d'urine reste stationnaire, la densité s'élève un peu, le sucre remonte assez vite, mais sans atteindre les hauts chiffres du début de l'expérience. Il se maintient entre 7 et 44 grammes avec d'assez nombreuses oscillations dont la moyenne peut être fixée à 20 grammes environ. Mais, plus tard, le temps d'arrêt imprimé au diabète par l'antipyrine fait place à un retour de la maladie à son taux primitif.

L'albuminurie persiste et s'élève même légèrement encore quand on a suspendu l'antipyrine; puis elle s'atténue et disparaît sans laisser de traces.

Dans le deuxième cas, une dose minime d'antipyrine administrée pendant cinq jours à un diabétique albuminurique d'ancienne date, diminue le sucre de plus de moitié (91 gr. 57—39 gr. 22) sans modifier la quantité de l'albumine, qui a subi, au contraire, une très légère diminution.

Dans le troisième cas, l'antipyrine administrée pendant treize jours, à la dose de 4 grammes par jour, diminue à peine la quantité d'urine, mais abaisse notablement la densité et le sucre. La diminution du sucre atteint son maximum après quatre jours d'antipyrine ; puis elle subit quelques oscillations pour s'abaisser encore et disparaître tout à fait. Mais la diminution de l'appétit et l'apparition de traces d'albumine dès le dixième jour, m'inspirent des craintes et je supprime le médicament. Au bout de huit jours, l'albumine disparaît, mais le sucre s'élève presque brusquement au point de dépasser son taux initial, tandis que la quantité d'urine s'abaisse encore. La malade est alors soumise au régime classique des diabétiques ; le sucre s'abaisse rapidement à un point fixe qu'il ne dépasse plus.

Dans le quatrième cas, il ne s'agit plus d'un diabète moyen comme dans les observations précédentes, mais d'un grand diabète, qui semble avoir pris, dans les trois derniers mois, une marche rapide. Aucun traitement ne paraît avoir prise sur la glycosurie ni sur la polyurie ; du moins l'influence est assez minime puisque le sucre ne descend pas au-dessous de 345 grammes ni la quantité d'urine au-dessous de 4080 gr. quand, en l'absence de tout traitement, la quantité est de 5235 et le sucre à 440 grammes.

Trois grammes d'antipyrine pendant neuf jours modifient à

peine le sucre et la quantité d'urine. Il faut porter la dose à 5 gr. pendant dix jours encore pour déterminer un abaissement de la quantité d'urine à 3419 cent. cubes et du sucre à 303 grammes. C'est alors que, tout en continuant la dose de 5 grammes, on ajoute 2 gr. 50 de bicarbonate de soude : après six jours, le sucre tombe à 113.93 et la quantité d'urine à 2480.

Mais après ces vingt-quatre jours de traitement, l'albumine est apparue, l'état général s'est altéré, l'appétit est perdu : il faut se hâter de cesser l'antipyrine.

IV

Quelles sont maintenant les conclusions thérapeutiques que l'on peut tirer de cet ensemble de faits ?

1° L'antipyrine est un médicament qui agit énergiquement sur la glycosurie, mais qui ne guérit pas, ou tout au moins qui, dans mes observations, n'a pas guéri le diabète. Mais, s'il n'a pas amené la guérison, il a exercé, sans nul doute, sur la glycosurie, la polyphagie, la polydipsie et la polyurie, une *action suspensive* des plus marquées, et qui doit être prise en sérieuse considération.

Il s'agit de déterminer dans quelles conditions les médecins peuvent utiliser cette action suspensive.

2° Tout d'abord à quelle dose convient-il d'employer l'antipyrine ? J'ai donné 2, 3, 4 et 5 grammes en vingt-quatre heures, par dose de 1 gramme toutes les trois ou quatre heures.

La dose de 5 grammes est trop forte ; elle diminue rapidement l'appétit, et quoiqu'elle ait pu être tolérée, dans un cas, vingt-quatre jours environ sans provoquer d'albuminurie, je n'oserais recommencer l'expérience, tant i'ai été mal impressionné par l'état général de la malade, malgré la diminution du sucre et la disparition de la polyurie.

Avec 4 grammes, les résultats ont été beaucoup plus satisfaisants. Mais la dose de 4 grammes influence l'appétit après une semaine environ d'administration ; un vieillard la supporte, mais un adulte ne le tolérerait pas plus de cinq à six jours ; de plus elle a déterminé assez rapidement de l'albuminurie. Voilà plus de raisons qu'il n'en faut pour déclarer que la dose de 4 grammes doit être considérée comme une dose exceptionnelle et n'est pas utilisable dans tous les cas.

Il faut donc se maintenir à 3 grammes, ce qui me paraît constituer une dose moyenne applicable chez la plupart des malades. Son principal inconvénient serait de provoquer un peu d'albuminurie, après un trop grand nombre de jours d'administration. Aussi, je conseille d'abaisser la dose à 2 grammes chez les diabétiques albuminuriques. Comme on peut s'en assurer par ma seconde observation, 2 grammes d'antipyrine, administrés pendant cinq jours à un diabétique très albuminurique, n'ont nullement augmenté la quantité de l'albumine.

3° Comment faut-il administrer l'antipyrine aux diabétiques?

Au début, je donnais l'antipyrine au commencement des repas. Mais, comme j'ai cru remarquer, dans une expérience *in vitro*, que l'antipyrine diminuait l'action de la pepsine, je crois préférable de la faire prendre à une certaine distance des repas par dose de 1 gramme, à quatre heures d'intervalle. Et comme, d'autre part, l'antipyrine parait augmenter parfois, dans des proportions inusitées, l'acidité de l'urine, il me paraît utile de l'associer au bicarbonate de soude dans la proportion de deux parties d'antipyrine pour une partie de bicarbonate de soude. Les observations II et IV, montrent clairement le bien fondé de cette pratique.

4° L'antipyrine ne doit jamais être un *médicament d'habitude*. Son emploi ne saurait être longtemps prolongé et dépasser huit à douze jours en moyenne. Ce temps écoulé, il faudra cesser son usage dont la prolongation pourrait provoquer une albuminurie, transitoire, il est vrai, mais dont l'entrée en scène a cependant quelque chose d'inquiétant, en ce sens qu'elle traduit un nouveau trouble de la nutrition qui est toujours préjudiciable au diabétique. Il importe donc de supprimer l'antipyrine dès que l'examen de l'urine révèlera la moindre trace d'albumine.

La date d'apparition de celle-ci est assez variable. Si elle est apparue le septième jour dans mon premier cas, le dixième jour dans le troisième, elle ne s'est montrée que le vingt-quatrième jour dans le cinquième,

Est-ce à dire qu'il faille priver du bénéfice de l'antipyrine les diabétiques albuminuriques ? Certainement non, mais il sera nécessaire de ne l'administrer alors qu'aux doses faibles de 2 grammes, et de n'en pas continuer l'emploi plus de cinq à six jours, quitte à la reprendre après un repos suffisant, soit après cinq à six jours d'abstention. L'observation II, dans laquelle l'antipyrine administrée pendant cinq jours à la dose de 2 grammes, a diminué le sucre de moitié sans augmenter la quantité de l'albumine, est tout à fait d'accord avec cette manière de faire.

5° Ces considérations permettent de préciser la technique de l'emploi de l'antipyrine chez les diabétiques. Voici un malade qui rend beaucoup d'urine et beaucoup de sucre ; il est évident qu'avec le régime classique on va réduire de beaucoup la glycosurie ; mais cela demande toujours un temps assez long et surtout une grande énergie de la part du malade. Dans ce cas, il y a grand avantage à commencer le traitement par l'antipyrine qu'on continuera pendant une huitaine de jours, sans soumettre le malade au régime. Alors la quantité de sucre étant considérablement réduite, on soumettra le malade au régime classique, qui, s'il n'accentue pas la diminution, la maintiendra sans causer les dommages que l'usage continu de l'antipyrine pourrait déterminer. Et quand le diabétique, fatigué du régime, demandera instamment qu'on lui apporte quelques adoucissements, ou quand le médecin verra que le régime a donné comme diminution de sucre, tout ce qu'il peut donner, l'on reprendra l'antipyrine pendant une nouvelle période de huit jours, et ainsi de suite. Dans un cas où j'ai suivi cette pratique depuis plus d'une année, chez un diabétique qui émettait 254 grammes de sucre en vingt-quatre heures, j'ai pu réduire la glycosurie à un minimum de 8 à 35 grammes ; la santé générale de mon malade est aussi bonne que possible, et n'était la petite quantité de sucre que l'analyse révèle dans son urine, il n'éprouve aucun trouble qui permettrait de soupçonner qu'il est atteint d'une maladie quelconque.

Par conséquent, les avantages de l'antipyrine dans le traitement du diabète peuvent, selon mes expériences, se résumer dans les propositions suivantes :

A. On doit l'employer au début du traitement d'un diabétique, alors qu'il s'agit de modérer sûrement et dans un bref délai une glycosurie ou une polyurie considérable.

B. Elle permet de suspendre le régime chez les diabétiques qui en sont fatigués, et cela sans que le malade perde le bénéfice de la contrainte qu'il a imposée à son estomac.

C. Elle est indiquée, quand le régime longtemps continué et bien toléré a donné son maximum d'effet utile, en ce sens que la glycosurie et la polyurie sont arrivées à un point fixe au-dessous duquel elles ne s'abaissent plus.

D. Une habile combinaison du régime et de l'antipyrine, associés dans une sorte de médication alternante, me paraît être, actuellement, l'un des meilleurs traitements du diabète.

6° Existe-t-il des diabétiques chez lesquels l'usage de l'antipyrine soit contre-indiqué ?

Je ne crois pas qu'on puisse dire d'emblée que l'antipyrine ne conviendra pas à tel ou tel diabétique ; mais, quand on a commencé la cure, l'apparition de certains symptômes doit, à mon sens, la faire suspendre sans délai.

A. Dans un premier ordre de faits, chez les diabétiques traités par l'antipyrine, *le sucre ne s'abaisse pas rapidement* ; au bout de six à huit jours de traitement, la diminution ne dépasse pas 25 p. 100, par exemple ; dans ce cas, il sera inutile d'y revenir, et, surtout, il faudra cesser aussitôt le médicament.

B. Une des meilleures manières de juger des effets de l'antipyrine, c'est non seulement de doser journellement le sucre urinaire, mais aussi de mesurer chaque jour la quantité de l'urine et sa densité. L'action de l'antipyrine est favorable quand, au fur et à mesure que la quantité s'abaisse, la densité descend aussi ou reste, tout au moins, stationnaire. Mais si, la quantité d'urine diminuant, la densité tend à s'élever, il faut supprimer aussitôt l'antipyrine et n'y plus revenir.

C. Comme je l'ai indiqué plus haut, l'albuminurie ne constitue pas une contre-indication absolue. Sa présence implique seulement une question de dose et de durée.

D. Enfin, la diminution de l'appétit, l'amaigrissement, les sensations de faiblesse éprouvées par le malade, la pâleur du visage, l'oppression, la bouffissure des paupières ou la sensation de tension dans la face, sont aussi des symptômes, qui, lorsqu'ils apparaissent, démontrent que l'usage de l'antipyrine est plus nuisible qu'utile, quand bien même la glycosurie serait favorablement influencée ; ils constituent donc autant de contre-indications.

L'antipyrine peut rendre les plus grands services à la plupart des diabétiques, et elle est appelée à prendre une place importante dans leur traitement, mais comme tous les médicaments actifs, c'est une arme à deux tranchants qu'il faut savoir manier habilement et dont il serait imprudent de se servir indistinctement dans tous les cas.

Paris. — Typ. A. PARENT, A. DAVY, succ', imp. de la Fac. de Médecine, 52, rue Madame et rue Corneille, 3.

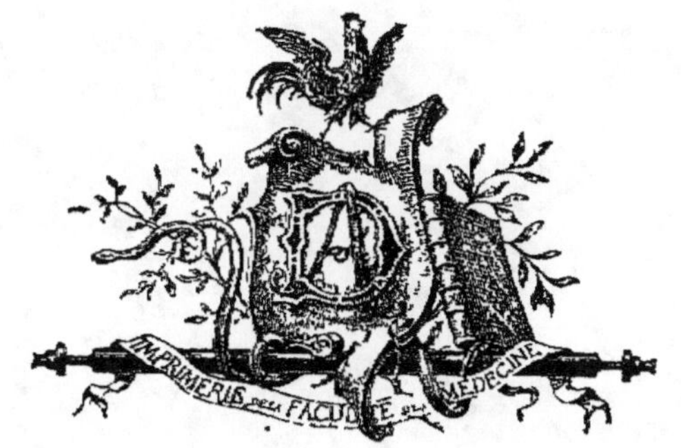

IMPRIMERIE DE LA FACULTE DE MEDECINE

www.ingramcontent.com/pod-product-compliance
Lightning Source LLC
LaVergne TN
LVHW010052060726
842524LV00006B/2150